BEI GRIN MACHT SICH IHR WISSEN BEZAHLT

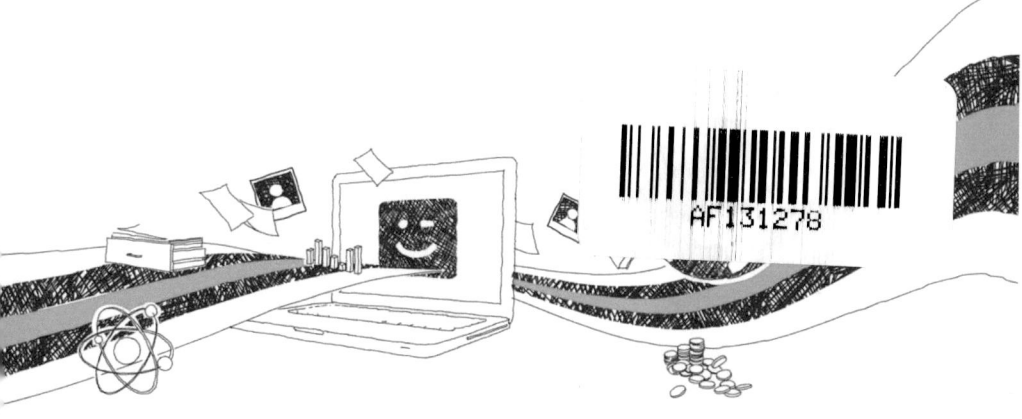

- Wir veröffentlichen Ihre Hausarbeit,
  Bachelor- und Masterarbeit

- Ihr eigenes eBook und Buch -
  weltweit in allen wichtigen Shops

- Verdienen Sie an jedem Verkauf

**Jetzt bei www.GRIN.com hochladen
und kostenlos publizieren**

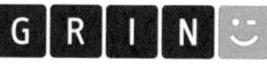

Monika Zähringer

Osteoporose - Überblick über das Krankheitsbild sowie den Möglichkeiten der Sporttherapie

GRIN Verlag

Bibliografische Information der Deutschen Nationalbibliothek:

Die Deutsche Bibliothek verzeichnet diese Publikation in der Deutschen National-
bibliografie; detaillierte bibliografische Daten sind im Internet über http://dnb.d-
nb.de/ abrufbar.

Impressum:

Copyright © 2012 GRIN Verlag GmbH
Druck und Bindung: Books on Demand GmbH, Norderstedt Germany
ISBN: 978-3-656-22812-7

Dieses Buch bei GRIN:

http://www.grin.com/de/e-book/196539/osteoporose-ueberblick-ueber-das-krank-
heitsbild-sowie-den-moeglichkeiten

Deutsche Sporthochschule Köln

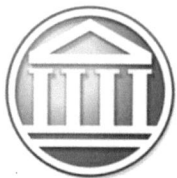

Institut für Bewegungstherapie und bewegungsorientierte
Prävention und Rehabilitation

Orthopädie
Sommersemester 2012

Hausarbeit zum Thema
Osteoporose

vorgelegt von
Monika Zähringer

Inhalt

1 Einleitung

Die ansteigende Lebenserwartung sowie veränderte Lebensgewohnheiten mit geringer körperlicher Alltagsaktivität sind wesentliche Ursachen dafür, dass Osteoporose zu einem wachsenden Gesundheitsproblem mit erheblichen sozialen und finanziellen Auswirkungen geworden ist, und zu den zehn wichtigsten Volkskrankheiten zählt. Die systemische Skeletterkrankung ist gekennzeichnet durch eine Reduktion der Knochenmasse mit erhöhtem Frakturrisiko. Ca. 250 000 Patienten mit Osteoporose werden wegen Knochenbrüchen pro Jahr in Deutschland stationär behandelt. Die Kosten dafür betragen über drei Milliarden Euro. Es wird erwartet, dass die Zahl der Frauen, die osteoporose-bedingte Frakturen erleiden, deutlich ansteigen wird (Siegrist et al., 2006). Neben der medikamentösen Therapie spielt die sport- und Bewegungstherapie eine wichtige Rolle in der Prävention und Therapie der Erkrankung. Diese Arbeit soll ein Überblick über das Krankheitsbild sowie den Möglichkeiten der Sporttherapie geben.

2 Definition und Beschreibung der Osteoporose

2.1 Definition

Die Osteoporose ist eine Stoffwechselerkrankung, die in erster Linie den Knochen betrifft, und über eine Verminderung der Knochenmasse zu einer erhöhten Knochenbrüchigkeit führt (Paul & Schuba, 2011). Auf dem Osteoporose-Weltkongress in Kopenhagen wurde 1990 die Osteoporose als eine „systemische Skeletterkrankung mit niedriger Knochenmasse und insuffizienter Mikroarchitektur des Knochengewebes, verbunden mit Knochenbrüchigkeit und erhöhter Frakturneigung (Consensus Development Conference, 1993).

2.2 Primäre und sekundäre Osteoporose

Entsprechend der Krankheitsentstehung wird zwischen primärer und sekundärer Osteoporose unterschieden. Bei der primären Form liegt die Ursache in einer Störung im Knochen selbst, was auf 95% der Fälle zutrifft. Bei der primären Osteoporose wird zwischen Typ I und Typ II unterscheiden. Die am häufigsten vorkommende Typ I - Osteoporose, auch postmenopausale Osteoporose genannt, betrifft vorrangig Frauen und tritt meist postmenopausal ab dem 50. Lebensjahr auf. Als Hauptursache gilt der Mangel an Sexualhormonen, das Bruchrisiko liegt vor allem im Bereich der Wirbelkörper. Beim Typ II der primären Osteoporose, auch senile Form genannt, tritt die Krankheit erst in späteren Jahren auf, Männer und Frauen sind gleichermaßen betroffen und sie umfasst das Bruchrisiko im Bereich der Wirbelsäule sowie in den Extremitätenknochen (s. Abb.1) (Paul & Schuba, 2011). Bei sekundären Osteoporoseformen ist die Knochendichteminderung überwiegend auf eine Grunderkrankung zurückzuführen. Als Ursache werden ungenügenden

Kalziumaufnahme durch die Nahrung bzw. chronische Erkrankungen der Verdauungsorgane, Nieren- und Lebererkrankungen, Überfunktion der Schilddrüsen oder auch ein Diabetes Mellitus genannt. Die sekundäre Form ist auch bei jüngeren Patienten vorzufinden (Faßbender & Pfeilschifter, 2008). Wenn bereits eine oder mehrere Frakturen als Folge einer bestehenden Osteoporose aufgetreten sind, spricht man von einer manifesten Osteoporose (DVO, 2009). Die Folge der verminderten Knochenmasse sind Sinterungsfrakturen der Wirbelkörper (Fraktur eines Wirbelkörpers, die in Folge eines kontinuierlichen "in sich Zusammensinkens" entsteht) und eine hohe Gefahr, bei Stürzen einen Bruch zu erleiden. Osteoporosebedingte Brüche gehören zu den häufigsten Ursachen für einen Verlust an Selbständigkeit und Lebensqualität im Alter (Hiligsmann et al., 2008).

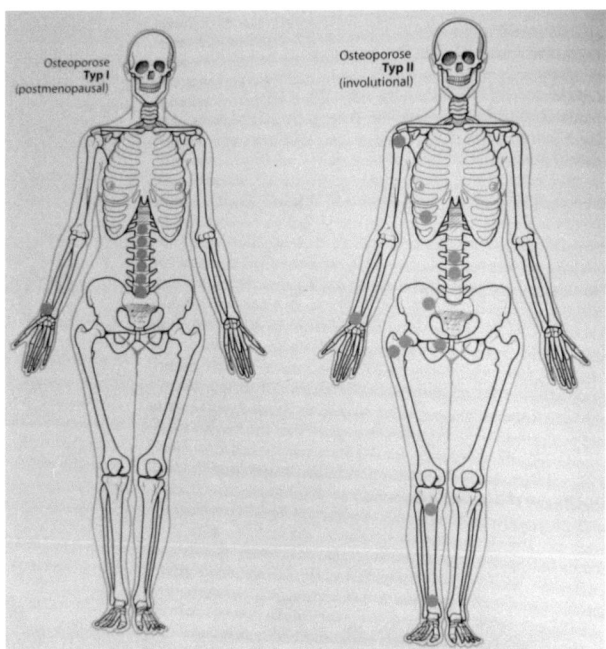

Abbildung 1: Unterschiedliche Skelettbeteiligungen bei Typ I und Typ II Osteoporose (Bartel & Bartl, 2004).

2.2 Prävalenz

Laut WHO zählt die Osteoporose weltweit zu den zehn wichtigsten Erkrankungen und hat eine dementsprechend große Bedeutung für die Volksgesundheit. Neben den Schmerzen und der daraus resultierenden Verminderung der Lebensqualität der Betroffenen, zählt die

Osteoporose zu den kostenintensivsten chronischen Erkrankungen in Europa. Vor allem die Akutversorgung der Knochenbrüche sowie die Rehabilitation der Brüche bedingen die hohen Kosten (Pfeilschifter & Baum, 2006). Das Risiko an Osteoporose zu erkranken steigt mit zunehmendem Lebensalter an. Das Alter der Diagnosestellung liegt bei Frauen, im Schnitt, bedingt durch den beschleunigten Knochenverlust in der Menopause schon bei 50 bis 55 Jahren. Männer dagegen erkranken erst fünf bis zehn Jahre später (Donhauser, 2006). Unter der weißen Bevölkerung weisen bereits 15% der Frauen über 65 Jahren eine Osteoporose auf. Bis zum 75. Lebensjahr erleiden 30% der weißen Bevölkerung mindestens einen Knochenbruch, der auf eine Osteoporose zurückzuführen ist (Niethard, Pfeil & Biberthaler, 2009). Auffällig in Europa ist ein zu beobachtendes Nord-Süd-Gefälle. Die Erkrankung tritt im Norden Europas signifikant häufiger auf als im Süden. Als Ursachen hierfür werden sowohl eine variierende Lebenserwartungen als auch genetische Unterschiede angenommen (e.V., 2012).

2.3 Der Knochenstoffwechsel

Die Knochen des Menschen werden in Kindheit und Jugend aufgebaut, um das 20. Lebensjahr ist die maximale Knochenmasse erreicht. Dennoch finden auch im Erwachsenenalter ständige Veränderungen statt, denn die Knochen passen sich den wechselnden Bedürfnissen an. Hierfür stehen rund zwei bis fünf Millionen „Baueinheiten" (Bone Remodelling Units (BRU)) zur Verfügung. In der Kortikalis werden pro Minute 3 BRU aktiviert, welche pro Jahr ca. 2 bis 3% der Knochenmasse erneuern, in der Spongiosa werden 12 BRU pro Minute aktiviert, sodass sich der Knochen in diesem Bereich ca. alle 4 Jahre erneuert. Dieser Umbauprozess ist nicht nur für die Anpassung an die wechselnden Belastungsanforderungen und die Reparation von Traumen entscheidend, er dient zusätzlich der Funktion der Knochen in der Kalziumhomöostase. Ein gestörtes Verhältnis zwischen dem Ausmaß der Knochenresorption und der Knochenneubildung, wobei die Knochenresorption überwiegt, liegt der Osteoporose zugrunde (Kerschan-Schindl & Pietschmann 2011).

3 Ätiologie und Risikofaktoren

3.1 Ätiologie

Im vierten Lebensjahrzehnt weist ein Mensch im Schnitt die größte Knochenmasse auf, nach dem 40. Lebensjahr nimmt diese durch den altersbedingten Knochenabbau sukzessiv ab. Bei Frauen führt dieser Prozess zu einer Minderung von 35 bis 40% des kortikalen Knochens und 55 bis 60% der Spongiosa. Männer dagegen verlieren nur etwa zwei Drittel dieser Mengen. Kortikaler Knochen wird bei Frauen unmittelbar nach der Menopause, bedingt durch den Östrogenmangel, mit einer Rate von zwei bis drei Prozent pro Jahr abgebaut. Dieser Prozess stoppt nach acht bis zehn Jahren wieder. Hinzu kommt der dauerhafte, altersbedingte kortikale und spongiöse Knochenverlust von etwa 0,4 % im Jahr. Von diesen altersbedingten

Vorgängen die bei jedem Menschen zu finden sind, ist der pathologische Knochenschwund, die Osteoporose, abzugrenzen. Sie ist vornehmlich durch einen Spongiosaabbau gekennzeichnet. Die über mehrere Jahrzehnte dauernde Reduktion der Knochenmasse (ohne Osteoporose) auf 50% des Knochenbestandes eines 30- Jährigen, wird durch eine Osteoporose erheblich beschleunigt. Durch diese Entwicklung kann der Knochen alltäglichen mechanischen Belastungen nicht mehr standhalten, sodass es zu pathologischen Knochenbrüchen, also Frakturen ohne adäquate Traumen. Eine ausgeprägt Osteoporose entwickelt sich nur dann, wenn eine sogenannte negative Skelettbilanz zwischen Knochenauf- Abbau vorliegt, also ein Missverhältnis zwischen Neubildung und Abbau von Knochensubstanz (Niethard et al., 2009).

3.2 Risikofaktoren

Die aktuellen Leitlinien der Osteoporose geben folgende Risikofaktoren an:

> **Alter**: Etwa mit jedem Jahrzehnt verdoppelt sich etwa das Frakturrisiko, unabhängig von der Knochendichte und von klinischen Risikofaktoren wie einer Immobilisation oder Stürzen, die ebenfalls mit dem Alter zunehmen.

> **Untergewicht** (BMI < 20 kg/m2). Eine Gewichtsabnahme ist mit einer Zunahme des Risikos für proximale Femurfrakturen verbunden, eine Gewichtszunahme mit einer Abnahme des Risikos.

> **Rauchen**: Nikotin ist ein unabhängiger Risikofaktor für Frakturen und sollte vermieden werden.

> **Geschlecht**: Frauen haben bei einem vergleichbaren Lebensalter und T-Wert der Knochendichte ein etwa doppelt so großes Risiko für osteoporotische Brüche als Männer

> **Wirbelkörperfrakturen**: Das Risiko für neue Frakturen nimmt bei Frauen und Männern kontinuierlich mit der Anzahl und dem Schweregrad von Wirbelköperfrakturen zu.

> **Nichtvertebrale Frakturen nach dem 50. Lebensjahr**: Nichtvertebrale Frakturen nach dem 50. Lebensjahr sind bei Frauen und Männern von Knochendichte und Alter unabhängiger Risikofaktor für osteoporotisch bedingte Frakturen.

> **Proximale Femurfraktur bei Vater oder Mutter**: Die Anamnese einer proximalen Femurfraktur bei Vater oder Mutter ist bei Frauen nach der Menopause ein mäßiger bis starker Risikofaktor für Brüche.

> **Multiple intrinsische Stürze**: Multiple Stürze, ohne externe Einwirkung, in der Vorgeschichte erhöhen unabhängig von Knochendichte, Alter und Frakturstatus mäßig bis stark das Risiko für Frakturen bei postmenopausalen Frauen und älteren Männern.

> **Immobilität:** Als immobil werden Personen angesehen, die in ihrer Mobilität so stark eingeschränkt sind, dass sie z. B. nicht mehr die eigene Wohnung verlassen oder Hausarbeiten nachgehen können, oder eine maximale Gehstrecke von unter 100 Metern aufweisen

> **Kalzium-/Vitamin-D-Mangel** (DVO, 2009).

3.3 Klinik

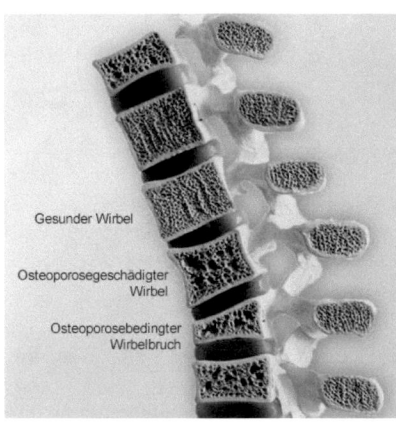

Gesunder Wirbel

Osteoporosegeschädigter Wirbel

Osteoporosebedingter Wirbelbruch

Abbildung 2: Osteoporose in der Wirbelsäule (Niethard, Pfeil & Biberthaler, 2009, S. 148)

Der osteoporosebedingte Knochenschwund grenzt sich von der Altersatrophie in erster Linie dadurch ab, dass Wirbelkörperfrakturen auch ohne adäquates Trauma auftreten (s. Abb. 2). Spontan auftretende Verformungen an der Wirbelsäule können sich durch akute Schmerzen im Brust- und Lendenwirbelsäulenbereich nach einer Überbelastung oder auch durch chronische Rückenschmerzen bemerkbar machen. Diese Schmerzen werden meist als nicht genau lokalisierbare, in der Tiefe der Wirbelsäule empfundene Beschwerden beschrieben. Mit Fortschreiten der Krankheit und Deformierung kommt es meist zu einer Kyphose der Wirbelsäule im mittleren Thorakalbereich. Kompensatorisch zur Kyphose entwickelt sich eine Hyperlordose der Lendenwirbelsäule. Die Kyphose führt, wie in Abbildung 3 zu erkennen, zu einer Abnahme der Körpergröße. Durch die Rumpfverkürzung entstehen Bauchfalten, die von dorsal betrachtet an einen Tannenbaum erinnern, daher wird vom sog. Tannenbaumphänomen gesprochen (Niethard et al., 2009).

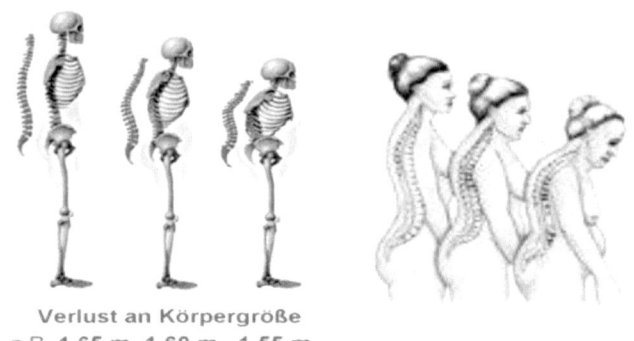

Verlust an Körpergröße
z.B. 1,65 m   1,60 m   1,55 m

Abbildung 3: Kopressionsfrakturen der thorakalen Wirbel und deren Folge (Gesundheitsportal)

Die Verformungen haben darüber hinaus erhebliche Auswirkungen auf die Funktion anderer Organsysteme (z.B. die Atmung) (Froböse, Nellessen-Martens & Wilke, 2010), wie auch in Abbildung 4 zu erkennen ist. Auch die Gefahr Bein- oder Armbrüche zu erleiden ist erhöht.

Die Verformungen haben darüber hinaus erhebliche Auswirkungen auf die Funktion anderer Organsysteme (z.B. die Atmung) (Froböse et al., 2010), wie auch in Abbildung 3 zu erkennen ist. Auch die Gefahr Bein- oder Armbrüche zu erleiden ist erhöht.

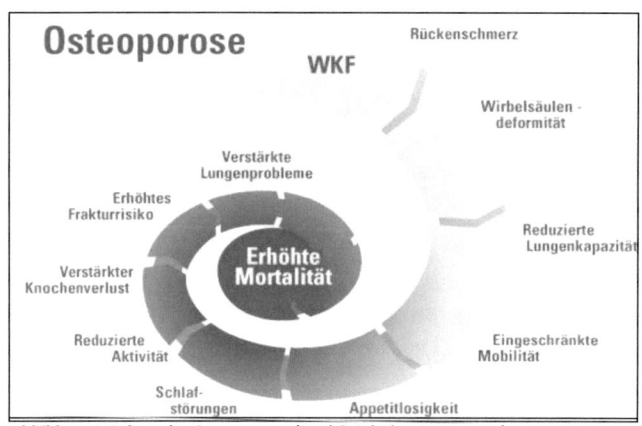

Abbildung 4: Folgen der Osteoporose (Paul & Schuba, 2011, S. 13)

Vor allem Oberschenkelhalsbrüche sind bei Osteoporosepatienten häufig Folge eines einfachen Sturzes. Besonders ungünstig sind hüftgelenksnahe Frakturen. Nach einer Schenkelhalsfraktur erhöht sich die Mortalitätsrate erheblich. In der Literatur schwanken die

6

Angaben zwischen einer doppelt so hohen bis zu einer fünffach erhöhten Mortalität. Viele Patienten erreichen nicht mehr denselben Selbstständigkeitsgrad den sie vor Beginn der Erkrankung hatten. Etwa ein Fünftel der Patienten muss als Folge in ein Pflegeheim, da sie zu Hause nicht mehr alleine leben können (Kerschan-Schindl & Pietschmann, 2011).

4 Diagnostik

Die diagnostischen Maßnahmen bei einer Osteoporose dienen zum einen dem Nachweis einer bereits vorhandenen, manifesten Osteoporose. Zum anderen helfen sie, das Osteoporoserisiko einzuschätzen, solange noch keine Knochenfrakturen vorliegen (Bartl & Bartl, 2004).

4.1 Indikationen zur Osteoporosediagnostik

Anlass zur Diagnostik sollten bei Frauen ab 50 bzw. bei Männern ab 60 Jahren osteoporoseverdächtige Knochenbrüche geben. Bei Vorliegen anderer Risikofaktoren wird eine gezielte Diagnostik erst 10 Jahre später angewendet (Froböse, Nellessen & Wilke, 2010). Die Osteoporose hat einen schleichenden, asymptomatischen Verlauf und ist somit nicht von Anfang an erkennbar. Patienten klagen über Schmerzen in den betroffen Skelettabschnitten (Becken, Wirbelsäule, Oberschenkelknochen, Schienbein, Schulter), welche im Laufe des Tages zunehmen. Ist die Osteoporose fortgeschritten, kommt es mit der Zeit zu sichtbaren Veränderungen der Körperform (s. Abb. 1)(Paul & Schuba, 2011).

4.2 Diagnostik

Die empfohlene Basisdiagnostik besteht aus Anamnese, klinischem Befund, Laborwerte und einer DAX (Dual X-Ray Absorptiometry) -Knochendichtemessung. Gegebenenfalls erfolgt zusätzlich eine Röntgenuntersuchung der Brust- und Lendenwirbelsäule (Niethard et al., 2009). DAX-Knochendichtemessungen bestimmen die Knochendichte (BMD = Bone Mineral Density) in den verschiedenen Skelettarealen und erlauben so eine Diagnosestellung. Darüber hinaus ist es möglich, durch die DAX Risikoaussagen für spätere Frakturen in diesen Bereichen zu machen (Bartl & Gradinger, 2009). Prinzipiell werden die Dichte Lendenwirbelsäule und die Hüfte gemessen. Die Knochendichte wird durch Volumen und Mineralgehalt der mineralisierten Knochenmatrix bestimmt. Der T-Wert gibt die Standardabweichung des (Bartl & Gradinger, 2009) Knochendichtemesswerts vom Mittelwert einer gesunden 30-jährigen Person und dient so der Abschätzung des Frakturrisikos. Dieses verdoppelt sich bereits bei Abnahme der Standardabweichung um eins (Pfeilschifter & Baum, 2006).

**Tabelle 1: Diagnostische Kategorien mittels
DAX gemäß WHO Definition ((Bartl & Gradinger, 2009)**

Normal:	T-Score ≥ –1,0
Osteopenie:	T-Score –1,0 bis > –2,5
Osteoporose:	T-Score ≤ –2,5
Manifeste Osteoporose:	T-Score ≤ –2,5 + eine oder mehrere Frakturen nach inadäquatem Trauma

5 Therapie der Osteoporose

Zu einem erfolgreichen Behandlungskonzept der Osteoporose gehören viele Aspekte. Sie sollen individuell auf die Patientenbedürfnisse angepasst werden. Die einzelnen Komponenten der Therapie sind:

> Schmerztherapie
> Bewegungstherapie
> Sturzprophylaxe
> Gesundheitsorientierter Lebensstil
> Knochenbewusste Ernährung
> Vitamin D und Kalziumsubstitution
> Antiresorptive Therapie
> Osteoanabole Therapie

5.1 Medikamentöse Therapie

Die medikamentöse Osteoporosetherapie ist ab einem 10-Jahres Frakturrisiko von über 30% indiziert. Es steht heute eine Vielzahl effektiver Präparate zur Verfügung, die entweder antiresorptiv oder osteoanabol wirken und die folgenden Ziele verfolgen:

> Optimierung des Knochenumbaus
> Steigerung der Knochenmasse
> Verbesserung der Knochenqualität
> Reduktion des Frakturrisikos (an der Wirbelsäule -50%; peripher -30%).

Die Knochenformation übertrifft in den ersten Jahren der Medikation in beiden Fällen die Knochenresorption, mit der Konsequenz einer positiven Knochenbilanz. Alle Osteoporosemedikamente haben ihre therapeutische Wirkung nur ab einem DXA-Wert von kleiner −1,5 bis −2 (T-Score) (Bartl & Gradinger, 2009; Froböse et al., 2010).

5.2 Sport- und Bewegungstherapie

Die Bedeutung körperlicher Aktivität und der dadurch bedingten mechanischen Beanspruchung des Knochens für die Entwicklung und den Erhalt der Knochenfestigkeit und −masse gilt mittlerweile als gesichert. Es ist nachgewiesen, dass Immobilisation zu Knochenabbau führt und dass körperlich aktive Personen eine signifikant höhere Knochendichte vorweisen als nicht-aktive Personen (Chilibeck et al., 1995). Ziel einer Osteoporosebehandlung ist es, die schmerzfreie Belastungsfähigkeit der Skelettstrukturen und die volle Leistungsfähigkeit des Patienten wiederherzustellen. Im Akutstadium ist hierfür eine physikalische und krankengymnastische Behandlung indiziert, welches in ein Präventivprogramm zur Vermeidung von schmerzhaften Episoden und weiterer Deformierungen der Wirbelsäule übergeht (Niethard et al., 2009).

Grundlegend für eine Osteoporosetherapie sind folgende Prinzipien:
Das Training sollte...

> dauerhaft mindestens zweimal wöchentlich stattfinden, da das Beenden des Trainings zu rückläufigen Effekten am Knochen führt.
> alle großen Muskelgruppen mit einbeziehen.
> progressiv angelegt sein und dabei das individuelle Leistungsvermögen bzw. Komorbiditäten des Patienten berücksichtigen, (Osteoporose: DVO-Leitlinien Physiotherapie und ICF, 2010).

5.2.2 Krafttraining

Krafttraining spielt vor allem bei jüngeren Patienten eine wichtige Rolle für die Stimulierung des Knochenwachstums. Doch auch bei älteren Menschen kann ein konventionelles Krafttraining zu einem erheblichen Kraftgewinn und zu einer Verbesserung der Knochenstruktur führen (Siegrist et al., 2006). Die Leitlinien der Physio- und Bewegungstherapie geben derzeit folgende Empfehlungen für ein Krafttraining:
Das Krafttraining sollte progressiv bei 60-80% des One-Repetition-Maximum (1RM) zwei bis dreimal wöchentlich für alle Hauptmuskelgruppen durchgeführt werden um positiven Auswirkungen auf die Knochenmasse an Wirbelsäule und Hüfte zu erreichen. Dabei wirkt sich ein Krafttraining von 80% des 1RM mit Betonung der Muskelleistung (hohe Geschwindigkeit konzentrisch, 4-s exzentrisch) besser auf die Knochenmasse an der Hüfte sowie der Wirbelsäule aus, als ein langsam durchgeführtes Krafttraining (4-s konzentrisch, 4-s exzentrisch). Jedoch empfiehlt sich ein solches Training nur für gut trainierte Frauen ohne Beschwerden im Bereich von Schulter oder Wirbelsäule. Um Frakturen bei untrainierten Frauen zu vermeiden, sollte hier ein langsames Krafttraining bevorzugt werden (4-s konzentrisch, 4-s exzentrisch). Bei alle Übungen ist auf die richtige Gewichtswahl zu achten, vor allem bei bereits bestehenden Rücken- und Kniebeschwerden (Osteoporose: DVO-Leitlinien Physiotherapie und ICF, 2010).

5.2.3 Vibrationstraining

Aktuelle Studien belegen, dass regelmäßiges Training auf einer Ganzkörper-Vibrationsplatte eine Osteoporose stoppen bzw. die Stärke der Knochen wieder erhöhen kann. Bei einem täglichen Stehtraining von 10 Minuten bei 30Hz und 0.2g (vertikale Beschleunigung) zeigt sich ein positiver Effekt auf die Knochenmasse an der Hüfte. Für die Wirbelsäule ist dieser positive Effekt bisher allerdings nicht nachgewiesen. Um andere Skelettsysteme anzusprechen, sollte daher zusätzlich ein Training absolviert werden, was auch die Knochenfestigkeit der Wirbelsäule und der oberen Extremität verbessert. Bei einer bestehenden Gonarthose sollte das Training nur mit Vorsicht angewendet werden (Osteoporose: DVO-Leitlinien Physiotherapie und ICF, 2010).

5.2.4 Koordinationstraining und Sturzprophylaxe

Eine gute Koordination ist für Osteoporosepatienten von entscheidender Bedeutung, um sowohl Stürze zu vermeiden, als auch Stürze so abfangen zu können, dass keine Fraktur auftritt. Zur Reduktion der Sturzangst und -häufigkeit ist Thai-Chi bislang als bewegungstherapeutisches Verfahren am besten belegt. Eine gewisse Mindestintensität ist notwendig, es wird eine Durchführung von zweimal pro Woche empfohlen, wobei das Training mind. 6 bis 8 Wochen dauern sollte. Die Empfehlung für Thai-Chi kann vor allem für Patienten ab 65 Jahren mit Sturzanamnese und beeinträchtigter Balance sowie geringer körperlicher Aktivität gegeben werden.

5.2.1 Ausdauertraining in Kombination mit Kraft- und Koordinationstraining

Laut den aktuellen Leitlinien zur Physio- und Bewegungstherapie der Osteoporose kann aufgrund der widersprüchlichen Studienlage zurzeit keine spezielle Empfehlung für ein isoliertes Ausdauertraining formuliert werden. Dennoch zeigte sich bei einem Mischtraining aus aeroben Trainingskomponenten (bis 70% der HFmax) und Krafttraining (70% 1RM) ein positiver Effekt auf die Knochenmasse an der Wirbelsäule bei osteopenischen Frauen. Ein solches Training sollte 2-mal pro Woche für 1 Stunde durchgeführt werden.
Um positive Auswirkungen bei Osteoporosepatientinnen zu erzielen, ist vor allem ein aerobes Ausdauertraining kombiniert mit einem Krafttraining aller großen Muskelgruppen zu empfehlen (z.B.: Walking Training kombiniert mit täglichen Gymnastikübungen). Die Intensität des aeroben Trainings liegt bei 60% HFmax, beim Krafttraining bei 50 bis 80% des 1RM. Es sollte mind. 2 bis 3 Mal wöchentlich 60 Minuten trainiert werden (Osteoporose: DVO-Leitlinien Physiotherapie und ICF, 2010).

5.3 Kontraindikationen

Grundsätzlich gilt es, dass jede langfristig Immobilisierung des Patienten kontraindiziert ist, um zusätzliche Inaktivitätsosteoporosen zu vermeiden (Niethard et al., 2009).
Übungen, die ein erhöhtes Risiko für Wirbelsäulenfrakturen beinhalten, sollten generell vermieden werden, vor allem eine Beugung der Wirbelsäule nach vorne (Bartl & Bartl, 2004). Zudem sollten Sportarten, die eine erhöhte Sturzgefahr aufweisen, wie z.B. Skifahren, bei fehlender Übung nicht mehr betrieben werden. Ist der Patient jedoch in der jeweiligen Sportart sehr erfahren, kann das Training in Absprache mit dem Arzt meist in dosierter Form und unter Reduzierung der Gefahren weiter ausgeübt werden (Donhauser, 2006). Durch das erhöhte Frakturrisiko sollten Sportarten mit hohen Belastungsspitzen vermieden werden. Zu diesen Sportarten zählen alle Schnellkraftsportarten (Zweikampf- oder Ballsportarten,

Belastungen bei intensivem Joggen). Es sollte hier auf „weichere" Sportarten wie Skilanglauf, Nordic-Walking, Radfahren oder Schwimmen ausgewichen werden. Beim Krafttraining mit Gewichten kann eine zunehmende Gewichtserhöhung nach einer längeren Adaptionsphase (2-3 Monate) erfolgen. Direkte Druckbelastungen der Wirbelsäule sollen durch eine entsprechende Übungsauswahl minimiert werden (Zwick, 2006).

6 Resümee

Das Krankheitsbild der Osteoporose, welches am häufigsten bei postmenopausalen Frauen auftritt, zeichnet sich durch eine reduzierte Knochendichte aus. Davon ist zunächst primär der spongiöse Teil des Knochens. Die verminderte Knochenfestigkeit erhöht das Risiko bei Stürzen, die mit zunehmendem Alter gehäuft auftreten, Frakturen zu erleiden. Eine Zunahme der Umbaurate führt zu einem Verlust an Knochenmasse und einer verminderten Mineralisierung wodurch das Risiko für Wirbelkörpereinbrüche steigt. Oberstes Ziel ist daher, Knochenbrüche und deren negative Folgen zu vermeiden. Neben der medikamentösen Therapie und einer ausreichenden Kalzium- und Vitamin-D-Zufuhr, ist regelmäßiges sportliches Training (einschließlich Sturzpräventionstraining) grundlegend für die Therapie. In der Frührehabilitation nach Frakturen stehen die Punkte Schmerzreduktion, Mobilitätsgewinnung oder -erhalt und Verbesserung der Statik im Vordergrund.

Literaturverzeichnis

- Bartl, R. & Bartl, C. (2004). Osteoporose-Manual: Diagnostik, Prävention und Therapie. Berlin u.a: Springer.
- Bartl, R. & Gradinger, R. (2009). Aktuelle Diagnostik und Therapie der Osteoporose auf der Basis der "European Guidance 2008". Orthopade, 38 (4), 365-79; quiz 380.
- Chilibeck, P., D. Sale, and C. Webber (1995). Exercise and bone mineral density. Sports Medicine, 19(103-122).
- Consensus Development Conference (1993). Diagnosis, prophylaxis, and treatment of osteoporosis. American Journal of Medicine 94. 646–6.
- Dachverband Osteologie e. V. (DVO) (2009). DVO-Leitlinie 2009 zur Prophylaxe, Diagnostik und Therapie der Osteoporose bei Erwachsenen. Osteologie. 18: 304–328.
- Donhauser, P. M. (2006). Osteoporose: Krankheitsbild und Therapie. Eschborn: GOVI-Verlag.
- e.V., F. E. (2012). Fachkompendium Osteoporose (1. Aufl.). s.l: GRIN Verlag. Verfügbar unter http://ebooks.ciando.com/book/index.cfm/bok_id/297014.
- Faßbender, W. & Pfeilschifter, J. (2008). Osteoporose kompakt: Schattauer.
- Froböse, I., Nellessen-Martens, G. & Wilke, C. (2010). Training in der Therapie: Grundlagen und Praxis (3. Aufl.). München: Urban & Fischer Elsevier.
- Gesundheitsportal (n.d.) (Online). Verfügbar unter http://www.eesom.com/bilderpool/osteoporose/pop_osteoporose.jpg. Zugriff am 16.05.2012.
- Hiligsmann, M., Ethgen, O., Richy, F. et al. (2008). Utility values associated with osteoporotic fracture: A systematic review of the literature. Calcif Tissue Int 82:288–292.
- Kerschan-Schindl, K., Pietschmann, P. (2011). Rehabilitation bei Osteoporose. Phys Med Rehab Kuror; 21:139–150.
- Niethard, F. U., Pfeil, J. & Biberthaler, P. (2009). Orthopädie und Unfallchirurgie (Duale Reihe (Thieme), 6. Aufl.). Stuttgart: Thieme
- Osteoporose: DVO-Leitlinien Physiotherapie und ICF. (2010): Verlag Krause und Pachernegg GmbH.

- Paul, G. & Schuba, V. (2011). Aktiv kontra Osteoporose: [wissenswertes über Osteoporose, Krafttraining für zu Hause, knochenfreundliche Ernährung] (Wo Sport Spass macht, 3. Aufl.). Aachen ; Graz u.a: Meyer & Meyer.

- Pfeilschifter, J. & Baum, E. (2006). Evidenzbasierte Konsensus-Leitlinie zu Osteoporose: Prophylaxe, Diagnostik und Therapie - bei Frauen ab der Menopause, bei Männern ab dem 60. Lebensjahr ; mit 37 Tabellen (2006. Aufl.). Stuttgart: Schattauer.

- Siegrist, M., Lammel, C., Jeschke, D. (2006). Krafttraining an konventionellen bzw. oszillierenden Geräten und Wirbelsäulengymnastik in der Prävention der Osteoporose bei postmenopausalen Frauen. Deutsche Zeitschrift für Sportmedizin, 57 (7/8), 182-188.

- Zwick, H. (2006). Bewegung Als Therapie: Gezielte Schritte Zum Wohlbefinden (2. Aufl.). Wien: Springer-Verlag.